PUBLICATIONS DU *PROGRÈS MÉDICAL*

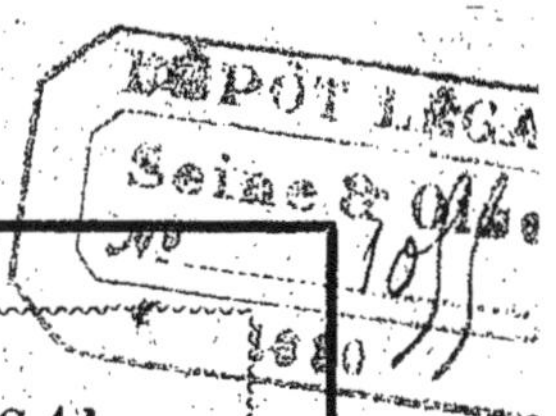

CONSIDÉRATIONS

SUR LE

CARACTÈRE NOSOLOGIQUE

QU'IL CONVIENT D'ATTRIBUER

AU

RHUMATISME ARTICULAIRE AIGU

OU

FIÈVRE ARTHRITIQUE

PAR

Le Dr Max. DURAND-FARDEL

Médecin Inspecteur des sources d'Hauterive, à Vichy.
Président honoraire de la Société d'hydrologie médicale de Paris.

PARIS

Aux bureaux du PROGRÈS MÉDICAL | A. COCCOZ, Libraire-Éditeur
6, rue des Écoles, 6. | 11, rue de l'Ancienne-Comédie, 11.

1880

CONSIDÉRATIONS

SUR LE

CARACTÈRE NOSOLOGIQUE

QU'IL CONVIENT D'ATTRIBUER

AU

RHUMATISME ARTICULAIRE AIGU

OU

FIÈVRE ARTHRITIQUE

PAR

Le D^r MAX. DURAND-FARDEL

Médecin Inspecteur des sources d'Hauterive, à Vichy.
Président honoraire de la Société d'hydrologie médicale de Paris.

PARIS

Aux bureaux du PROGRÈS MÉDICAL | A. COCCOZ, Libraire-Éditeur
6, rue des Écoles, 6. | 11, rue de l'Ancienne-Comédie, 11.

1880

CONSIDÉRATIONS

SUR LE

CARACTÈRE NOSOLOGIQUE

QU'IL CONVIENT D'ATTRIBUER

AU

RHUMATISME ARTICULAIRE AIGU

OU

FIÈVRE ARTHRITIQUE

Le rhumatisme articulaire aigu représente en pathologie une espèce morbide toute particulière. Est-ce une fièvre ? Est-ce une inflammation? C'est une affection spéciale, dit M. E. Besnier, pas plus inflammation que pyrexie (1). L'une et l'autre attribution pourrait être soutenue, au moins d'une façon spécieuse. Il y a des éléments inflammatoires incontestables dans l'évolution de la maladie : mais il y a aussi une fièvre, qui est loin de se trouver subordonnée à ces derniers.

D'un autre côté, est-ce bien là une affection rhumatismale, dans le sens qu'il peut convenir d'attacher à une semblable dénomination? Il ne paraît pas facile, au premier coup d'œil, de saisir le lien qui attribue une commune désignation, et par conséquent suppose une même origine, à des actes pathologiques aussi divers que le rhumatism articulaire aigu, le rhumatisme abarticulaire, c'est-à-dire musculaire, nerveux et viscéral, l'arthrite subaiguë et

---

(1) E. Besnier. — *Dictionnaire encyclopédique des Sciences médicales*, article *Rhumatisme*.

chronique simple, l'arthrite noueuse et le rhumatisme
d'Heberden, enfin le rhumatisme secondaire ou blennorrha-
gique.

On peut penser, il est vrai, que ce n'est pas aux actes
pathologiques tout faits qu'il faut s'adresser pour en déterminer la nature, ou l'origine véritable. Une telle observation a été justement adressée aux résultats de l'anatomie pathologique. Mais, jusqu'où faut-il remonter en
pathologie pour discerner la nature des choses ?

Il est certain que le mot *rhumatisme*, sous lequel on voit
se confondre tant d'états d'apparence dissemblable, est lui-
même un modèle de confusion. Un mot doit toujours re-
présenter une idée. Or, il est impossible de revêtir d'une
expression quelconque l'idée du rhumatisme, tel qu'il est
constitué dans les nosologies contemporaines. Le mot *arthritis*, sous lequel des pathologistes autorisés ont englobé
la goutte et le rhumatisme, est encore venu ajouter à la
confusion. Il y a donc là une grosse source de difficultés,
que je n'ai pas la prétention de résoudre, mais sur laquelle
je voudrais appeler l'attention, par ce qu'on se borne
généralement à l'esquiver et à passer à côté, plutôt que de
l'envisager franchement.

Il y aurait une chose très simple à faire, ce serait de supprimer le mot de rhumatisme « cette expression banale,
disent MM. Littré et Robin, que l'on applique à une foule
de douleurs (il faut ajouter : une foule d'états morbides),
qui diffèrent essentiellement quant à leur siége et à leur
nature. — Ce ne serait pas seulement le parti le plus simple ; ce serait peut-être le plus sage.

Mais il est encore plus difficile de supprimer un mot
qu'une idée. Le mot rhumatisme existe ; il faut lui trouver
une application. Ce qu'il importe surtout, c'est que cette
application serve à désigner un ensemble de faits connexes,
et ne se trouve pas attribuée à un ensemble de faits absolument disparates.

Le premier point que j'examinerai est relatif à la nature,
ou pour mieux dire, car nous sommes encore bien loin de
pouvoir saisir la *nature* des maladies, au caractère noso-

logique du rhumatisme articulaire aigu, fièvre ou inflammation, ou ni fièvre, ni inflammation.

Le rhumatisme articulaire aigu est une affection fébrile anémiante, avec déterminations articulaires et cardiaques.

Les déterminations articulaires peuvent être restreintes, en particulier dans les formes mono-articulaires ; la fièvre peut être faible ; l'anémie peut être peu prononcée ; les déterminations cardiaques peuvent être imperceptibles. Cependant, on ne peut nier que l'ensemble de ces caractères ne soit propre à marquer la maladie et à la distinguer de toute autre.

Je ne reproduirai point la description du rhumatisme articulaire aigu. Cette description, toute difficile qu'elle soit, se retrouve partout ; elle a été souvent tracée de main de maître. La maladie elle-même est assez fréquente pour avoir passé maintes fois sous tous les yeux. Je m'arrêterai seulement sur certains points de son histoire.

Le début de la maladie n'est généralement pas soudain, ou rapide, comme dans les phlegmasies. Il est habituellement précédé d'une période prodromique vague, et qui n'offre guère de signification que si des attaques antérieures ont pu fournir à ce sujet des indications spéciales. Mais la fièvre ne devance pas, ou que de très peu, les déterminations articulaires. Celles-ci offrent les caractères bien connus de l'arthrite aiguë, avec la physionomie spéciale qui lui appartient en pareil cas.

La durée de la maladie est variable, ainsi que son intensité. Mais l'évolution en est très irrégulière, ainsi que la courbe qui représenterait ses alternatives d'exacerbation et de rémission (incomplète). Or, il est à remarquer que la fièvre et les signes d'arthrite, douleur et tuméfaction des articles, subissent ordinairement ensemble les mêmes alternatives, comme si elles reconnaissaient une dépendance mutuelle, c'est-à-dire que l'on dût rattacher la fièvre aux exacerbations de l'arthrite, ou celle-ci aux re-

doublements de la fièvre. Une des particularités de cette
dernière est son caractère sudoral continu, sans que la
sueur entraîne aucun phénomène de résolution.

Mais le caractère dominant de cette fièvre est l'anémie
qui, dès ses premières périodes, apparaît à un degré quelconque, l'anémie globulaire, indépendante du mode de trai-
tement, ainsi que de l'intensité et de la durée de la maladie.
Il n'est point d'autre affection qui nous offre une semblable particularité. La fièvre typhoïde la plus longue et la
plus dépressive laisse après elle un amoindrissement de
l'activité nerveuse, dont les conséquences peuvent se pro-
longer très loin, mais pas d'autre anémie que l'anémie in-
séparable d'une longue maladie. L'anémie du rhumatisme
articulaire aigu ne ressemble pas à l'anémie passagère des
pertes sanguines : elle est durable, résistante à la théra-
peutique, et peut laisser des traces ineffaçables.

L'existence d'arthrites véritables a été longtemps mé-
connue. La mobilité des fluxions articulaires, la facilité
avec laquelle les articulations recouvrent leur intégrité
apparente, l'examen superficiel des surfaces articulaires
après la mort, avaient donné le change à ce sujet. Il est
vrai que la suppuration est très rare et peut être regardée
comme indépendante de la marche régulière de la maladie,
que les épanchements intra-articulaires ne diffèrent souvent que peu des sécrétions normales de la synoviale, que,
dans la règle, les altérations de tissu n'atteignent pas un
degré incompatible avec une complète résolution. Mais il
paraît certain que l'on a généralement affaire, non-seule-
ment à une véritable synovite, avec congestion, épaississement, infiltration, épanchement chargé d'éléments cellu-
laires et de caillots fibrineux, provenant du dédoublement
de la plasmine épanchée, mais encore à des altérations
profondes des cartilages et même des tissus osseux, visibles
à l'œil nu ou seulement au microscope. Ces altérations ne
disparaissent qu'un temps plus ou moins long après la cessation apparente de la maladie. Elles peuvent encore persister et laisser des traces définitives, soit passives en quelque sorte, soit actives, c'est-à-dire aptes à subir une évo-

lution ultérieure, graduelle et insensible, ou par suite de rechutes ou bien de récidives.

Ce que des investigations récentes nous ont appris sur ce sujet ne change pas grand'chose au caractère assigné jusqu'alors à ces sortes d'arthrites. Pour se trouver constituées par des altérations mieux définies, il n'en reste pas moins que les lésions articulaires sont, par leur apparence, par leur peu de profondeur et leur faible ténacité, disproportionnées avec l'intensité, la durée et le caractère de l'affection fébrile.

Le cœur tient dans l'histoire pathologique de cette affection un rôle dont l'importance ne cède guère à celle qui revient au système articulaire. Les déterminations cardiaques peuvent, il est vrai, faire défaut dans le rhumatisme articulaire aigu: mais il n'est guère d'état pathologique complexe qui ne puisse présenter quelques irrégularités, et se montre toujours au complet. Elles peuvent échapper par le faible degré qu'elles atteignent, ou masquées par les difficultés de l'observation. Mais il paraît incontestable que la péricardite ou l'endocardite, ou mieux la cardite, suivant l'expression de M. E. Besnier, font partie intégrante du cycle pathologique du rhumatisme articulaire aigu. Il faut ajouter la tendance à la propagation de la cardite à l'ensemble du système vasculaire (1).

Si ce n'est leur réalisation constante, du moins la tendance absolue aux déterminations cardiaques, superficielles et fugaces, ou profondes, mortelles ou définitives, est donc un caractère du rhumatisme articulaire aigu. Ce qui imprime un caractère particulier à ces déterminations, c'est peut-être moins encore leur fréquence absolue que la rapidité de leur apparition, contemporaine, ou à bien peu de choses près, du début de la maladie, c'est-à-dire des déterminations articulaires.

La fièvre, l'arthrite et la cardite, voilà les trois éléments que nous pouvons saisir dans le rhumatisme articulaire aigu, et dont la réunion permet de le caractériser, aussi

---

(1) Besnier. — *Loco citato.*

bien que les circonstances spéciales à l'évolution de chacun d'eux.

Quant aux autres circonstances de l'évolution pathologique du rhumatisme articulaire aigu, y compris ce que l'on désigne à tort du nom de *rhumatisme cérébral*, ce ne sont que des accidents de la maladie. L'organisme ne saurait être en proie à un ensemble d'actes morbides aussi complexes, sans que des éclats ne doivent en rejaillir de côté ou d'autre. Quelle que puisse être la fréquence relative des accidents cérébraux dans le rhumatisme articulaire aigu, et quelle que soit leur importance pronostique, ils ne constituent pas plus un rhumatisme cérébral que les accidents de l'appareil respiratoire un rhumatisme pulmonaire ou pleural ; pas plus que ne constituait un *rhumatisme intestinal* la dysenterie que Stoll appelait ainsi, l'ayant vue accompagner la fièvre rhumatismale, sans doute sous l'influence de constitutions particulières, car une semblable rencontre ne s'observe plus guère. M. Leudet a montré du reste que, si l'on fait la part des lésions du cœur et des lésions des reins, ainsi que de l'alcoolisme, dans l'étiologie des accidents cérébraux survenant dans le cours du rhumatisme articulaire aigu, il ne restera au compte du rhumatisme lui-même qu'un nombre de cas assez restreint.

Il ne suffit pas, pour déterminer le véritable caractère du rhumatisme articulaire aigu, d'en étudier l'évolution propre. Il est nécessaire de s'adresser encore aux périodes qui l'ont précédé et à celles qui le suivent, et qui comprennent d'une part l'étiologie, et de l'autre les conséquences de la maladie. C'est même là en réalité le sujet le plus important de la présente étude.

Le rhumatisme articulaire aigu n'est jamais épidémique, et ne paraît qu'à un faible degré sous l'influence de constitutions particulières. Les saisons ne paraissent pas avoir une action très marquée sur son apparition. Présentant une certaine prédominance dans le sexe masculin, il est assez rare dans l'enfance, dans la vieillesse surtout : c'est, non exclusivement, mais très formellement une maladie de l'âge adulte. On ne saurait dire que les conditions sociales et hygiéniques générales exercent une grande influence sur sa production. Voici donc toute une série de circonstances qui restent muettes au sujet de l'étiologie du rhumatisme articulaire aigu.

Nous allons nous rapprocher de conditions qui prennent une part plus effective dans son apparition: je dis, apparition, plutôt qu'évolution, ce qui signifie qu'elles seraient encore des conditions plutôt étiologiques que pathogéniques. Ici nous trouvons en première ligne le refroidissement. Le refroidissement est le grand facteur des maladies aiguës. Si l'on excepte les pyrexies ou fièvres continues, il n'est guère de maladie aiguë que l'on ne trouve occasion de rapporter au refroidissement. Le froid, considéré au point de vue simple de l'abaissement thermométrique, agit surtout sur l'appareil de la respiration ; et, particuliérement chez les vieillards, à Bicêtre ou à la Salpêtrière, aussi bien qu'en ville, en dépit des précautions, la statistique de la pneumonie et de sa mortalité suit, avec une exactitude remarquable, les variations du thermomètre.

Mais la grande cause occasionnelle des maladies aiguës, la cause banale, mais certainement la cause effective la plus fréquente, est le refroidissement, c'est-à-dire une cause, non plus absolue, mais relative, provenant de la température ambiante. Il faut y ajouter, bien que le mode d'action en soit plus particulier, l'humidité de l'atmosphère.

Quelle qu'en soit l'explication, suppression des sécrétions cutanées et conséquences chimico-vitales de leur rétention, suppression soudaine, ou amoindrissement habituel, en raison de la saturation humide du milieu extérieur, soustraction d'une partie de la température organique, fluxions rapides, intervention du système nerveux, et, particulièrement, des nerfs vaso-moteurs, il s'agit ici d'une influence incontestable.

Cette influence s'exerce d'une façon manifeste dans le développement du rhumatisme articulaire aigu. Il serait difficile d'exprimer sa part réelle par des chiffres. Il faut toujours rabattre un peu des attributions que les malades assignent eux-mêmes à un tel ordre de causes. L'important est de reconnaître que le refroidissement est une circonstance étiologique certaine, mais non point nécessaire, du rhumatisme articulaire aigu.

Le rhumatisme articulaire aigu a été observé à la suite des couches, pendant la grossesse (Lorrain), à la suite de traumatismes (Charcot, Verneuil). Ces faits sont importants à noter, mais il ne faut pas se méprendre sur leur signification. Il est certain que tous les troubles de l'organisme, physiologiques ou pathologiques, peuvent donner lieu à l'explosion de manifestations diathésiques. M. Verneuil a justement éveillé l'attention sur ce sujet, attention qu'on pourrait dire endormie, car la question n'était pas précisément nouvelle. Mais je ne crois pas qu'il y ait là rien de spécial au rhumatisme articulaire aigu. On peut en dire autant du surmènement (E. Besnier), et de la fatigue des articulations (Peter) (1).

En résumé, l'étiologie ne nous fournit pas de lumières particulières au sujet de la nature du rhumatisme articulaire aigu, toutes les circonstances occasionnelles auxquelles il est permis de rapporter son apparition étant banales, c'est-à-dire communes à bien d'autres manifestations morbides, à commencer par le refroidissement. Nous devons rechercher, maintenant, si les données pathogéniques nous en apprendront davantage.

Le rhumatisme articulaire aigu, ou du moins l'aptitude à le subir, peut se transmettre par hérédité. Ce fait ne saurait se contester. Tout peut se transmettre par hérédité, c'est-à-dire tout ce qui n'est pas d'ordre extérieur ou purement fortuit, en un mot tout ce qui a sa racine dans l'organisme. Il est beaucoup plus difficile de déterminer l'importance particulière de la transmission héréditaire, dans l'histoire du rhumatisme articulaire aigu.

Les influences héréditaires sont quelquefois très simples et très évidentes; elles sautent aux yeux, en quelque sorte. Mais les sujets qui se prêtent à de faciles déductions, sous

---

(1) Peter. — *Leçons de clinique médicale*, t. I, p. 560.

ce rapport, sont assez limités. Il ne faut jamais oublier, quand on parle d'hérédité, l'extrême complexité des influences, la multiplicité des facteurs, le doute scientifique qui peut toujours planer sur l'un d'entr'eux, la difficulté de contrôler les assertions, etc. (1). Dans le sujet qui nous occupe, il faut tenir compte du vague qui règne sur les attributions du mot rhumatisme, et de l'extrême extension qui est donnée à ce mot dans le langage médical et dans le langage vulgaire.

Nous sommes donc contraints de nous en tenir à des données assez vagues. Parmi les antécédents des individus atteints de rhumatisme articulaire aigu, on rencontre des antécédents de la même maladie, et des exemples d'autres états attribués au rhumatisme, abarticulaire, noueux, etc.

Quant aux individus eux-mêmes, ce serait vainement que l'on voudrait préciser des conditions prédisposantes déterminées. Il n'est point d'état constitutionnel qui domine, et il n'en est point qui fasse défaut. On trouve des sujets vigoureux et des sujets faibles, des lymphatiques, des scrofuleux, des rhumatisants manifestes, très peu de goutteux. On n'a pas signalé particulièrement d'herpétiques. Il n'est pas, en définitive, d'état diathésique ou constitutionnel qui soit réfractaire au rhumatisme articulaire aigu.

On a reconnu, cependant, que les individus qui en sont atteints avaient pu offrir, antérieurement, une susceptibilité particulière au froid, se trahissant par des douleurs musculaires, nerveuses, articulaires, ou des catarrhes faciles. Je crois cette observation juste. Je ne doute pas que l'invasion de la maladie ne doive être rapportée à une prédisposition particulière, qui aura pu se traduire par telle ou telle modalité de l'organisme. Mais je ne crois pas qu'il soit possible de déterminer précisément cette dernière, et, en

---

(1) « ... Ce n'est rien que l'histoire du monde et de la tête de l'homme. Et encore faudrait-il prendre l'homme avant sa naissance. Car qui sait combien d'influences il a subies avant que de naître ? L'enfant éprouve toutes les sensations de la mère. C'est donc l'histoire de la mère qu'il faut raconter. Et nous voilà à l'infini ; en cela, comme en tout le reste, on ne peut pas plus finir qu'on n'a pu commencer. » (Diderot, *Revue des Deux-Mondes*, décembre, 1879.)

particulier, de l'identifier avec l'ensemble de phénomènes, qu'à tort ou à raison, on est habitué à rapporter au rhumatisme.

L'analyse de la période qui suit le rhumatisme articulaire aigu, je comprends par ce mot le reste de l'existence, paraît devoir être plus facile que celle de la période qui l'a précédé. Ici, les sujets sont soumis à une observation directe, et la filiation de leurs conditions ultérieures avec un tel acte morbide peut se laisser définir, sinon toujours avec une rigueur absolue, du moins avec certaines probabilités.

C'est là une des maladies aiguës dont la terminaison est le plus incertaine. Sans doute, il y a un moment précis où la fièvre a disparu. Mais il est plus difficile de saisir celui où les articulations ont recouvré leur intégrité complète. Dans certains cas, l'évolution des altérations locales (articulaires) ne subit qu'un mouvement de ralentissement ; elle ne se suspend pas, et la maladie passe à l'état chronique. Ceci est rare. Mais ce qui, au contraire, est à peu près la règle, c'est de voir, par delà la maladie elle-même, persister l'anémie, et surtout les traces si communes imprimées au muscle cardiaque.

Cependant, ce n'est pas encore ceci qui nous importe le plus, non plus que la fréquence des rechutes, alors que la guérison paraissait en bonne voie, ou même assurée : ce sont les empreintes que l'économie tout entière peut garder de la maladie passée. La première circonstance qui frappe, c'est les récidives. Ceux qui n'ont qu'une attaque sont les moins nombreux, dit M. E. Besnier. On peut dire que l'état d'imminence d'une récidive est la suite commune d'un rhumatisme articulaire aigu.

Assurément, ceci n'est pas exclusif à la maladie qui nous occupe. Il suffit d'une bronchite pour développer l'aptitude à en contracter de nouvelles. Mais ceci ne s'observe guère qu'en présence d'un état constitutionnel déterminé, ainsi chez des scrofuleux, ou des herpétiques, ou des goutteux, ou bien par le fait de la répétition de causes occasionnelles. Ici, l'aptitude aux récidives est en quelque sorte intrinsèque.

Celles ci se reproduisent avec une apparente spontanéité, ou, il est vrai, à la suite de fautes hygiéniques, de refroidissement le plus souvent, ou de fatigue des jointures (Peter). Mais la facilité même avec laquelle les récidives s'opèrent, sous de telles influences, est caractéristique.

L'anémie, une anémie globulaire très rapide, presque instantanée, coïncidant avec une augmentation extraordinaire de la fibrine, est un des caractères les plus saillants de la fièvre dans l'arthro-rhumatisme aigu. Les chiffres communiqués par M. Malassez à M. E. Besnier en fournissent la confirmation. Je ne connais pas d'observations précises au sujet de la durée de cette anémie après la convalescence. Il est certain qu'elle se prolonge au-delà de la maladie elle-même, et laisse chez quelques individus des traces indélébiles. Les caractères généraux de l'anémie font partie de la physionomie nouvelle que revêt la constitution, chez les sujets qui ont eu un rhumatisme articulaire aigu intense, et, surtout, qui ont conservé l'aptitude aux récidives.

Le cœur est le point de l'économie qui se ressent le plus des atteintes de cette maladie. Les conséquences de la cardite, qui en est le caractère le plus constant après l'arthrite, sont de deux ordres.

L'endocardite, comme la péricardite, peuvent guérir sans laisser aucune trace. Mais elles peuvent également, après leur guérison, laisser quelque chose de semblable à ce que Cruveilhier appelait, dans le cerveau, des altérations de guérison, et à ce que l'on retrouve après la guérison de la pleurésie ou de la péritonite. Il arrive souvent de rencontrer, chez des personnes affectées d'une maladie quelconque, un bruit de souffle plus ou moins râpeux qui témoigne de quelque lésion de l'endocarde, épaississement, saillies, déformations valvulaires, et dont on n'a pas besoin de demander l'origine. Il n'en résulte quelquefois aucun trouble apparent; d'autres fois des palpitations, de l'essoufflement, mais auxquels ces individus se sont habitués, et qui n'exercent pas d'influence bien apparente sur leur santé.

Les choses ne sont pas toujours aussi simples. La cardite aiguë devient le point de départ d'une maladie organique du cœur, qui évoluera de telle ou telle façon. Faut-il voir là un témoignage de la persistance de la cause intrinsèque de l'arthro-rhumatisme, ou bien ne s'agit-il que d'une occasion fournie à une évolution qui en demeure indépendante? Je ne pense pas qu'il soit possible de résoudre une telle question, au moins dans la grande généralité des cas, et, par conséquent, il serait inutile de la discuter. Cependant, on ne peut se défendre d'admettre d'une manière générale la première hypothèse, quand on voit le malade, en même temps que se développe l'affection du cœur, demeurer manifestement sous l'influence d'un certain état constitutionnel.

Ce que nous présente l'organe central de la circulation, pourrait bien se reproduire dans le reste du système circulatoire. Les observations de M. N. Guéneau de Mussy tendent à montrer que les artères sont également le siège d'altérations qui cessent d'évoluer lors de la cessation de la maladie fébrile, ou qui, dans d'autres cas, poursuivent leur évolution au-delà (1).

Je crois avoir mis sous les yeux du lecteur un ensemble assez complet, des circonstances du rhumatisme articulaire aigu, qui me permettront de reprendre les deux questions posées en tête de cette étude.

Quelle attribution nosologique peut-on assigner au rhumatisme articulaire aigu? Par quels liens se rattache-t-il au rhumatisme?

Je pense que tout le monde est d'accord sur ce point : qu'il ne s'agit pas ici d'une phlegmasie, c'est-à-dire d'une maladie dans laquelle la fièvre serait la conséquence d'une inflammation locale. Il est bien clair que la fièvre, considérée dans son ensemble, n'est pas ici symptomatique de l'arthrite, ou de la cardite, pas plus qu'elle ne l'est de l'entérite dans la fièvre typhoïde, ni de l'inflammation de la peau dans les fièvres éruptives, quel que soit le retentisse-

---

(1) Guéneau de Mussy. — *Leçons de clinique médicale.*

ment que les lésions locales puissent effectivement exercer
sur elle. Le sujet que je poursuis soulève trop de questions douteuses, pour qu'il y ait lieu de s'arrêter à celles dont
la solution n'est point contestée.

Si ce n'est une inflammation, c'est donc une pyrexie.
Non, dit M. E. Besnier : « Comme tout cela diffère de ce
que l'on observe à la fois dans les pyrexies et dans les
phlegmasies, proprement dites, et qu'y a-t-il de plus propre
à montrer que le rhumatisme articulaire aigu est une affection spéciale *sui generis*, qu'il est aussi abusif de ranger
parmi les inflammations que parmi les pyrexies ! » (1).

On reconnaît en pathologie deux sortes de maladies
fébriles, les inflammations et les pyrexies, déjà très nettement déterminées par Gallien, et qui font encore aujour-
d'hui la base de la pyrétologie. La conception d'une troi-
sième espèce, constituée par une spécialité distincte, me
paraît difficile à légitimer par un ordre quelconque de con-
sidérations subjectives ou objectives. Quelque précise que
puisse paraître la distinction des inflammations et des
pyrexies, la théorie des unes et des autres est encore trop
imparfaite pour leur servir de base. Il s'agit là surtout
d'une distinction clinique.

« La plus légère pyrexie exanthématique, dit M. Pidoux,
l'affection la plus bénigne, mais véritablement aiguë, acca-
ble plus les forces qu'une violente attaque de rhumatisme
articulaire aigu inflammatoire et généralisée. Les mem-
branes muqueuses, celles du tube digestif et de la bouche,
sont en dehors de la maladie, elles ne le sont dans aucune
pyrexie aiguë et continue. »

Il est vrai que l'appareil digestif et surtout les centres
nerveux conservent une intégrité relative remarquable
dans le rhumatisme articulaire aigu, bien qu'il ne faille pas
exagérer ce qui concerne les voies digestives. Pour ce qui
regarde les forces, je ne pense pas que l'opposition exprimée
par M. Pidoux soit très exacte. La convalescence du rhu-

---

(1) E. Besnier. — *Dictionnaire encyclopédique des Sciences médicales*,
article *Rhumatisme*.

matisme articulaire aigu est précisément caractérisée par une grande faiblesse due à l'anémie, hors de proportion avec la durée et les circonstances de la maladie elle-même. Ce qu'il est plus juste de mettre en évidence, c'est que la faiblesse qui suit « la plus légère pyrexie exanthématique », et qui suit les fièvres graves, est une faiblesse nerveuse, et celle-ci, à proprement parler, une faiblesse sanguine, laquelle tend à revêtir, plus que la précédente, un caractère véritablement constitutionnel.

Ceci établit entre ces divers états pathologiques des distinctions très prononcées, il est vrai. Sans doute le rhumatisme articulaire aigu est une affection spéciale ; mais la fièvre typhoïde est également très spéciale, ou, si l'on veut, le groupe qu'elle forme avec les fièvres exanthématiques ; et la fièvre intermittente en est encore plus distante, bien qu'appartenant à la famille des pyrexies.

Dans tous les cas, le rhumatisme articulaire aigu se rapproche, certainement, beaucoup plus des pyrexies que des phlegmasies. Graves affirme que la fièvre rhumatismale peut exister sans inflammation des jointures (1); et mon ami, M. le professeur Peter, dit, à peu près dans les mêmes termes : « La fièvre rhumatismale peut exister sans manifestations locales (2). » Et, jusqu'à ce qu'une caractéristique de sa spécialité nosologique ait été nettement déterminée, je pense qu'il doit être rangé parmi les fièvres.

Le rhumatisme articulaire aigu serait donc une *fièvre rhumatismale*. Mais une telle dénomination comporte un jugement contre lequel il me paraît permis d'en appeler. La maladie connue sous le nom de rhumatisme articulaire aigu est-elle réellement un *rhumatisme?*

Je ne saurais entreprendre actuellement cet examen, car il ne comprendrait pas moins que la question immense du rhumatisme, et de ce qu'il convient d'entendre par ce mot.

---

(1) Graves. — *Leçons de clinique médicale*, trad. par M. Jaccoud, t. 1, p. 630.
(2) Peter. — *Leçons de clinique médicale*, t. 1.

Je ne suivrai pas, par la même raison, la filiation que M. Charcot, dans ses études si remarquables et si instructives sur le rhumatisme, a cherchée, et pense avoir montrée, entre le rhumatisme articulaire aigu, le rhumatisme subaigu et le rhumatisme chronique. Les données anatomiques et histologiques sur lesquelles est établie cette filiation fournissent-elles une base suffisante à la détermination pathologique des arthrites dites rhumatismales ? Là est précisément la question.

Je me bornerai à appeler l'attention sur quelques points du problème. Cliniquement parlant, le rhumatisme articulaire aigu représente un acte pathologique singulièrement éloigné du rhumatisme noueux, du rhumatisme d'Heberden et du rhumatisme abarticulaire. La prééminence qui lui est attribuée dans l'étude du rhumatisme, sa confusion avec les autres formes attribuées au rhumatisme, lesquelles ne sembleraient ainsi en être que des dépendances, sont absolument en désaccord avec la clinique. Je laisse de côté l'attribution excessive de la goutte au rhumatisme à laquelle a conduit une certaine conception de l'arthritis.

La conception du rhumatisme, telle qu'elle se trouve exprimée dans la plupart de nos pathologies, est dominée par la considération de l'arthrite, et laisse en dehors, ou du moins en sous ordre, le rhumatisme abarticulaire, le rhumatisme vulgaire, le plus commun, sans aucune comparaison. On voit ici, comme dans tant d'autres sujets, l'anatomie pathologique l'emporter sur la clinique, et reléguer au second plan les faits dont elle se trouve, à peu de chose près, désintéressée.

Je ne prétends pas qu'il n'existe aucune espèce de relations entre ces différents ordres de faits, et particulièrement entre le rhumatisme articulaire aigu et les autres formes attribuées au rhumatisme. Mais ces relations pourraient être très rapprochées et manifestes, ce que je ne vois pas bien clairement ; elles pourraient être très éloignées et difficiles à percevoir. Il se pourrait encore qu'elles fussent entre les deux.

On a, dans la conception des états constitutionnels, une

tendance à dogmatiser les phénomènes particuliers qui me
paraît exposer à beaucoup de méprises. Les *états* de l'organisme ne sont pas, dans la réalité, autant séparés que le
supposent nos classifications. Un même acte pathologique
peut appartenir à des états différents ; et les limites entre
tel et tel état constitutionnel sont souvent fort difficiles à
déterminer. Nous avons une tendance exagérée, et peut-
être sans nous en rendre compte, à attribuer un caractère
de spécialité à chacune des catégories admises dans la
nosographie. C'est surtout à propos du rhumatisme que
cette dernière vient dominer la clinique, je dirais volon-
tiers l'opprimer.

Ma pensée est celle-ci : les liens qui peuvent unir le
rhumatisme articulaire aigu aux autres formes dogmati-
ques du rhumatisme, articulaires ou non articulaires,
doivent être étudiés de plus près qu'on ne l'a fait jusqu'ici.
Les notions que nous possédons sur ce sujet ne me paraissent pas suffisantes pour affirmer qu'il s'agit d'un seul et
unique état diathésique. Il me semble qu'il règne, à ce propos, plutôt une notoriété qu'une démonstration. Je me pro-
pose de revenir sur cette étude dont je me borne aujour-
d'hui à exposer le thème.

Maintenant, si je me reconnaissais qualité pour modifier
la nomenclature universellement adoptée, je proposerais
de dénommer le rhumatisme articulaire aigu : *fièvre arthritique*. Cette dénomination, qui me paraît en rapport exact
avec le caractère nosologique de la maladie, la distingue
des autres formes attribuées au rhumatisme, sans l'en
éloigner systématiquement.

Mais la conception de l'espèce clinique, comme de
l'espèce nosologique, soit qu'on veuille la considérer à un
point de vue objectif ou à un point de vue subjectif, constituée par le rhumatisme articulaire aigu, ou la fièvre
arthritique, doit-elle s'arrêter à la considération du cycle
parcouru par la maladie aiguë ?

Je ne le crois pas. Je n'entends pas parler des cas où
la maladie ne se résout pas entièrement et passe à l'état
chronique. Il en peut-être ainsi dans toutes les maladies

aiguës. Une pneumonie ne se résout pas et passe à l'état chronique ; il en arrive ainsi d'une arthrite traumatique, ainsi d'une métrite ou d'une cystite, et même de l'entérite de la fièvre typhoïde. Il en sera de même, non de la fièvre rhumatismale, ou arthritique, mais de l'arthrite qui l'accompagne. Ceci peut dépendre de circonstances extérieures ou d'ordre hygiénique, le plus souvent de causes internes ou constitutionnelles. Le rhumatisme articulaire aigu n'est pas commun chez les scrofuleux. Mais il faut toujours, chez eux, redouter la chronicité de l'arthrite, avec toutes ses conséquences constitutionnelles.

Dans les cas les plus ordinaires, le rhumatisme articulaire aigu ne passe point à l'état chronique, je veux dire l'arthrite du rhumatisme articulaire aigu. Les lésions articulaires se sont parfaitement résolues.

Dans certains cas, la maladie n'aura été en réalité qu'un accident, et l'économie n'en paraîtra conserver aucun souvenir.

Mais, souvent (ne faut-il pas dire le plus souvent ?), le système en garde une empreinte spéciale, dont les caractères sont : la tendance aux récidives ; les traces matérielles, vivantes ou non, conservées dans l'appareil circulatoire ; l'anémie ou la tendance anémique ; une susceptibilité particulière aux influences atmosphériques ; enfin quelque chose de plus ou moins définissable, car il est, dans l'organisme vivant, bien des modalités qui échappent à la définition et à l'expression.

Parmi ces individus, on en comptera qui auront plus tard une arthrite noueuse, ou un rhumatisme d'Heberden, ou même de la goutte franche. On note vivement de semblables cas, alors qu'on les rencontre. Sont-ils vraiment assez communs pour qu'il y ait lieu de reconnaître entr'eux et d'affirmer une affinité pathogénique directe ? C'est une question que je pose, parce que je ne la crois pas résolue.

Ce qu'il y a de plus ordinaire, c'est de voir, chez les sujets qui ont eu un ou plusieurs rhumatismes articulaires aigus, naître cette susceptibilité aux influences atmosphé-

riques qui se traduit par des douleurs multiples, dont
l'existence constitutionnelle constitue, à mon sens, l'attribution la plus légitime du rhumatisme. L'état constitutionnel
qui dérive du rhumatisme articulaire aigu pourrait bien
être, en effet, une condition favorable à ces sortes de manifestations rhumatismales, sans reconnaître pour cela une
origine pathogénique identique à ces dernières.

En résumé, le rhumatisme articulaire aigu est une fièvre,
d'un caractère spécial, dont l'identité pathogénique avec
les autres états compris sous la dénomination de rhumatisme n'est point démontrée.

VERSAILLES. — CERF ET FILS IMPRIMEURS, 59, RUE DUPLESSIS.